HYGIÈNE PUBLIQUE

MÉMOIRE

SUR LA

VÉRIFICATION DES DÉCÈS

ET SUR LE

DANGER DES DÉCLARATIONS PRÉCIPITÉES

PAR LE DOCTEUR

M.-H. DESCHAMPS

Président de la Société médicale,
Vice-Président de la Commission d'hygiène et de salubrité,
Vérificateur des décès,
Médecin du Bureau de bienfaisance,
de la Salle d'Asile et de l'Orphelinat du Prince impérial du XVIᵉ arrondissement,
Lauréat Montyon,
Chevalier de la Légion d'honneur, etc.

Vero distinguere falsum.

PARIS

TYPOGRAPHIE FÉLIX MALTESTE ET Cⁱᵉ,
RUE DES DEUX-PORTES-SAINT-SAUVEUR, 22.

1864

Extrait de L'UNION MÉDICALE, nouvelle série,

Janvier 1864.

LA VÉRIFICATION DES DÉCÈS

LE DANGER DES DÉCLARATIONS PRÉCIPITÉES

Préliminaires.

Dans un élan de douleur contre l'injustice, un philosophe a dit avec un superbe dédain : « Si j'avais les mains pleines de vérités, je me garderais bien de les ouvrir. » On récolte peu, en effet, à semer des idées nouvelles; la vérité toute nue fait peur; on y perd ordinairement la santé, le bonheur et la fortune : c'est le lot des pionniers de la science; c'est le lot des bienfaiteurs de l'humanité.

Quoique rudement éprouvé dans les sphères élevées ou modestes, on ne doit jamais hésiter à ouvrir la main pour livrer le fruit de ses veilles. Le travail nouveau d'hygiène publique a pour objet, d'abord de donner aux familles quelques préceptes afin de les garantir des inhumations précipitées dans la mort apparente; ensuite, de soumettre à la sanction de l'Autorité, un nouveau mode d'examen scientifique propre à régulariser le double service de la déclaration et de la vérification des décès.

CHAPITRE PREMIER.

DANGER DE LA DÉCLARATION PRÉCIPITÉE DES DÉCÈS.

Un signe de la mort, variable dans sa manifestation, mais constant et absolu, peut servir d'indication du moment précis où les familles doivent se rendre à la mairie pour déclarer les décès. Avant de faire connaître la marque cadavérique et d'en régler l'usage, il est utile de mettre en vue le texte principal des lois sur les inhumations et d'y ajouter quelques réflexions générales.

L'article 77 du Code civil fixe l'inhumation à la vingt-quatrième heure après le décès, *sauf les cas prévus par les règlements de police.*

L'heure de l'enterrement n'est donc pas arrêtée d'une manière irrévocable. On l'avance, on la retarde selon les nécessités prévues, admises et stipulées par des dispositions spéciales. (Voyez, 1º l'ordonnance du Préfet de police du 14 messidor an XII,

3 juillet 1804; — 2° l'ordonnance de la même Autorité du 6 septembre 1839, etc.) Le public se permet également d'allonger ou de raccourcir le temps marqué par la loi, sans commettre de délit. D'où vient cette tolérance? Il est évident que le législateur ayant trouvé la science médicale en défaut, sur *la dernière nuance de la vie*, suivant l'expression éloquente de Buffon, nous laisse libres d'attendre à notre gré, sans indication d'heure ni de signe cadavérique, l'instant qui nous semble le plus favorable à faire les premières démarches au bureau des décès.

A part la déclaration facultative et volontaire, il n'est pas permis d'enfreindre les lois et règlements sur les inhumations. L'article 358 du Code pénal a pour but d'apporter une sanction pénale aux articles 77 et 81 du Code civil. (Voyez, Théorie du Code pénal, article LI, par MM. F. Hélie et Chauveau.) Avant de proposer quelques améliorations pratiques, en rapport avec le progrès des sciences, traçons un tableau, le plus fidèle possible, touchant à la fois les déclarations lentes, rapides et causes du danger des déclarations précipitées, les signes de la mort d'après le vulgaire et selon la nature, enfin, le diagnostic du froid cadavérique inconnu à son siége principal par le peuple, important à la vérification des décès.

Le passage de la vie à la mort, toujours obscur, voilé, incertain, explique suffisamment le silence des lois quant à l'heure de la déclaration. Chacun arrive vers l'Administration, plus tôt ou plus tard, selon le sentiment intime de ses croyances et de son intérêt, car les mobiles sont divers : l'activité dévore l'héritier (1) égoïste et cupide; elle devient nécessaire tantôt au malheureux logé trop à l'étroit avec sa nombreuse famille, tantôt au riche animé de pensées généreuses pour rendre un dernier et éclatant hommage au parent qu'il pleure : il semble au plus grand nombre que le délai de vingt-quatre heures ne puisse suffire à toutes les démarches obligatoires, tant il y a de formalités à remplir à la mairie, à l'église, à l'administration des pompes funèbres, et de convocations à faire aux parents et amis du défunt. Par une bizarrerie de l'esprit humain, la plupart des familles promptes à la déclaration sont les plus empressées à réclamer un délai pour retarder l'enterrement.

La lenteur dans la déclaration des décès tient à deux causes principales : l'une touche à la mairie dont les bureaux ne sont ouverts que pendant trois heures les dimanches et les jours fériés, circonstance qui ne permet pas toujours aux témoins d'arriver à temps ; la seconde, beaucoup plus fréquente, revient aux familles arrêtées dans l'accomplissement de leurs devoirs soit par la douleur, soit par insouciance. L'incertitude

(1) « Combien de fois en dehors de tout cas comportant réellement une prompte inhumation, n'ai-je pas vu des parents solliciter un certificat de complaisance tendant à obtenir l'application du rigoureux précepte du Talmud des israélites. » (Voyez l'*Abeille médicale* du 5 janvier 1863, page 3.) Le Talmud prescrit aux familles de ne pas laisser les parents décédés passer la nuit dans la maison habitée : précipitation absurde, certainement funeste, jamais admise comme règle générale en France, où l'on respecte la liberté des cultes, sans permettre aux cultes dissidents d'enfreindre les lois. Une religion comprend le dogme ou la foi, le culte ou l'exercice, la discipline ou le règlement; toutes les religions forment une pyramide dont le sommet touche au ciel, là elles sont inaccessibles, et dont la base appuie sur la terre, ici elles se trouvent en rapport avec la législation des divers peuples.

des signes de la mort, l'absence des parents pour régler les dernières dispositions, la longueur du trajet à parcourir de la maison mortuaire aux établissements spéciaux, sont encore des causes ordinaires du retard à déclarer les décès.

Une sage lenteur à faire les démarches à la mairie n'expose pas au même danger que les déclarations précipitées. Les accidents des inhumations rapides, catastrophes des tombeaux, sont fort à redouter quand on réclame l'examen d'un *corps exposé* quelques heures seulement après l'expiration dernière. Que de fois j'ai été appelé, même d'après l'avis d'un médecin, auprès d'individus à peine sortis de l'agonie ! On entend alors des bruits étranges, des gargouillements, quand on ausculte la poitrine, quand on touche le ventre ; le cadavre d'ailleurs est chaud, les membres sont flexibles ; les yeux, quoique fixes et immobiles, restent clairs, brillants ou sont à peine voilés ; enfin la vie se termine sourdement, mais elle n'est pas encore terminée. Nous reviendrons plus loin sur la conduite à tenir dans un cas de mort douteuse, équivoque, apparente. On délaisse trop tôt les mourants ; on déclare trop vite les décès ; on constate trop promptement la mort ; tout est à revoir et à régler. *Hâtez-vous lentement* est la maxime du sage.

Les vérificateurs aux prises avec les difficultés de la pratique ordinaire, dans la déclaration précipitée des décès, savent avec quelle facilité le public juge la fin de la vie, problème complexe, un des plus ardus de la science. Que de jugements fautifs, téméraires, erronés de la mort ! Les uns voient la terminaison de l'existence dans le froid du visage et la décomposition des traits ; les autres ne considèrent que l'immobilité générale et la perte de la parole ; chacun a confiance dans la dernière exhalation pulmonaire, le dernier soupir. Un certain nombre de gens peu instruits écoutent à distance la respiration, tâtent le pouls à la radiale, sentent les battements du cœur en appliquant la main à la région précordiale ; quand tout s'arrête, tout est fini, c'est la mort. Avant l'expertise on nous dit avec assurance : Le pouls ne bat plus, le cœur reste immobile, la respiration cesse, la voix est éteinte, le visage se décompose, c'en est fait, le souffle de vie a disparu. Erreur ! mille fois erreur ! Il appartient au médecin délégué de distinguer le vrai du faux, l'apparence de la réalité, en d'autres termes, la mort apparente de la mort réelle.

Il ne faut pas confondre l'heure de la mort avec l'heure de la déclaration : ce sont là deux temps parfaitement distincts. On trouve parfois des intervalles de dix, quinze, vingt heures et plus d'écart encore avant d'être appelé à visiter le cadavre, en raison des démarches tardives au bureau des décès. Jusqu'à ce jour, le pouvoir témoigne de sa bonne volonté envers les familles, en laissant à la loi sa flexibilité, sa plus grande élasticité. Cependant s'il était possible de mettre un frein à cette licence, si l'on pouvait fournir à l'Autorité le signe cadavérique destiné à régir une déclaration constamment uniforme et régulière, ce serait assurément un avantage réalisé en hygiène, et, de plus, un excellent jalon posé contre le danger d'être enterré vivant. Qui doit régler l'usage ? La famille n'y peut rien, elle suivra sans guide les mêmes errements ;

ce droit revient au législateur éclairé par la science. La destruction de l'arbitraire trace en ligne ineffaçable le progrès utile à l'État, favorable aux citoyens, propice à l'humanité tout entière.

Comment fixer l'heure de la déclaration du décès, sans erreur, avec un signe toujours le même, toujours exact et absolu? Il suffit d'observer la nature, et, selon les idées de Fontenelle, de chercher à la prendre sur le fait; elle seule marque avec certitude les premiers indices de la mort : *Naturæ quidem opera absoluta atque perfecta gignuntur.* Pline a raison de dire que les ouvrages de la nature sortent de ses mains entiers et parfaits.

Tant que le corps est chaud, la vie subsiste : c'est là une vérité de premier ordre qu'il importe de connaître et de promulguer. Sous l'influence de la chaleur vitale s'achèvent en silence les derniers actes de la vie organique ou végétative. A l'époque ultime de l'agonie, l'homme à l'extérieur est déjà mort tandis qu'à l'intérieur il vit encore. L'immobilité et l'insensibilité des organes de la vie de relation ne sont donc pas une preuve certaine, irréfragable, que les organes de la vie végétative se trouvent également immobiles et insensibles. Devons-nous passer outre à ces actes naturels, abandonner les derniers vestiges des fonctions sans nous y arrêter? Non, sans doute, une étincelle peut quelquefois ranimer le foyer vital. L'histoire témoigne de ce fait important par des exemples célèbres et nombreux. Que de gens réputés morts dans le vulgaire sont par hasard sortis vivants de leur léthargie au milieu des appareils funéraires, appelant de ces jugements insensés et terribles, et maudissant tour à tour les précipitations funestes et les lois impuissantes. La médecine éclairée retire chaque jour des portes de la mort des existences vacillantes. Respect donc aux moindres traces des fonctions organiques. Respect devant la tombe entr'ouverte comme devant le berceau prêt à recevoir l'objet chéri de nos affections. Alors que la loi est si puissante à protéger l'enfant à sa naissance, pourquoi devient-elle si flexible en face de l'homme qui succombe? Ah! nous sentons la vie, mais nous ne comprenons pas la mort. Quel mobile secret et merveilleux animait naguère ce cadavre? Le *nœud vital* répond hardiment le physiologiste, oubliant que le nœud vital, organique ou matériel, tant de fois déplacé en physiologie expérimentale, est encore là, au même point du système nerveux du corps inanimé. L'âme enchaîne la vie au corps (1). Comment? On l'ignore. C'est pourquoi nous devons attendre l'inertie de la matière, annoncée par le froid cadavérique.

(1) L'*âme* représente l'*esprit*, l'*intelligence*, le *principe pensant*; la *vie* se manifeste par une force dynamique, connue dans ses résultats, inconnue dans son essence; le *corps* n'est que le *substratum* modelé de la matière : âme, vie et corps, voilà la nature de l'homme. Un animal quelconque ne renferme que la matière ou le corps, et la vie ou la puissance active, motrice, spéciale. Moïse touche à la nature des animaux en ces termes : *Sanguis eorum pro anima est*; c'est là une grande vérité. Les êtres organisés, sans exception, végétaux et animaux, alors qu'ils sont soumis aux lois vitales ou forces motrices, remplissent des fonctions organiques plus ou moins compliquées, c'est la vie : quand le corps reste dans une inertie absolue et qu'il se décompose, c'est la mort.

L'animal reste indifférent à la vie et à la mort : mécanique sensible réglée à l'avance de main divine, il exécute des actes limités dans un cercle exactement clos; miroir organique, il reflète la pensée hu-

A quel signe reconnaît-on le froid de la mort? La perte du calorique au visage et aux membres est un indice fort équivoque de la fin dernière ; il faut que notre main, appliquée sur le ventre et à la poitrine, reçoive l'impression d'un froid glacial pour juger la condition première d'un cadavre, condition facile à attendre, également aisée à sentir et à juger : c'est le temps marqué par la nature pour faire sans crainte la déclaration du décès.

Le refroidissement général du corps des noyés et des congelés n'empêche pas constamment la vie de se maintenir, obscure, cachée à l'état latent, de façon que le principe vital peut être rappelé par les secours de la médecine. De pareils accidents exigent toujours les soins d'un homme de l'art, nécessitent souvent l'intervention de la justice ; il n'y a pas d'erreur possible relativement à ces faits exceptionnels du ressort de la médecine légale. La terreur causée à la vue d'un accès de fièvre pernicieuse, algide, commande toujours la présence du médecin qui, pendant l'intermittence ou l'apyrexie, triomphe souvent de cette maladie effrayante, tableau fictif de la mort. Qu'importe dans tous les faits de ce genre, et après certaines névroses entraînant la perte de la caloricité dans une étendue variable du tégument, qu'il survienne une déclaration fausse de décès! le jugement du vulgaire n'arrive pas en dernier ressort ; c'est le médecin délégué qui décide de la vie ou de la mort.

Le nouveau mode de déclaration que je propose de substituer à la juridiction arbitraire des familles, ne résulte pas d'une vaine remarque, ni de ces spéculations de l'esprit, souvent inutiles, rarement applicables à l'hygiène publique : il tient essentiellement à une étude pratique de la vérification des décès : il est parfois entré de vive force dans nos habitudes sociales, et s'y maintient, sans règle, souvent avec avantage, en nous permettant de rencontrer le stigmate mortel. Témoins des *déclarations tardives*, chaque jour, nous pouvons constater, parmi les signes de la mort, au premier rang, la perte de la caloricité.

Attendre l'apparition du froid cadavérique n'expose pas aux doutes sur la réalité de la mort. Une sage-femme de Paris, encore toute émue de la vitesse avec laquelle des parents trop actifs avaient rempli les formalités inhérentes à l'inhumation, bien qu'elle leur eût annoncé que le coma suite d'attaques d'éclampsie ne fût pas la mort, m'a dit qu'elle redoutait que l'on eût mis en terre une malade en état de léthargie, parce que le corps était encore mou, flexible et chaud, quand il fut déposé dans la bière. Cette relation laisse *un doute*, rien de plus.

Il est convenable à tous égards d'éviter le trop de précipitation à déclarer et à vérifier les décès. De même que le froid glacial du corps empêchera le public de croire que l'on enterre des vivants pour des morts ; de même la couleur verte du ventre, stigmate cadavérique dont nous allons bientôt donner la description, fera sûrement distinguer la mort réelle de la mort apparente.

maine sans jamais rien y ajouter. L'homme seul, dit Pline, s'inquiète de sa dépouille mortelle et même de ce qui doit lui arriver quand il aura cessé de vivre : *Uni sepulturæ cura, atque etiam post se de futuro.*

CHAPITRE II.

VÉRIFICATION DES DÉCÈS.

L'officier de l'état civil reçoit la déclaration des décès, à la mairie, mais privé d'études spéciales pour constater la mort, il délègue son pouvoir à des docteurs en médecine, désormais chargés de cette importante mission. Le vérificateur, eu égard à ses expertises, vulgairement appelé le *médecin des morts*, a des devoirs et son droit parfaitement tracés par l'autorité; il agit à la fois et comme médecin et comme magistrat (1); il doit, selon le MANDAT DE VISITE, *se transporter immédiatement dans la maison indiquée, se faire représenter le corps, constater le décès*, et, de plus, en *expliquer les causes* dans un rapport édicté avec des notes marginales par la Préfecture de la Seine, et intitulé : CERTIFICAT DE DÉCÈS.

Le mandat de visite est impératif; il commande au mandataire, éclairé par la science, de faire sans délai l'examen du corps et de répondre catégoriquement aux différentes questions inscrites au certificat. Un expert a le devoir de dire la vérité, toute la vérité, pour éclairer complétement le maire qu'il remplace.

Il ne suffit pas, lors de la constatation du décès, de voir un cadavre, de décider si la mort est réelle ou douteuse; il faut encore , dans la recherche des causes antécédentes, examiner, avec le soin le plus scrupuleux, s'il y a crime ou délit. Sentinelle vigilante, le médecin délégué a le droit de défendre les corps inanimés contre tout ce qui peut et ce qui a pu leur être nuisible et fatal. Les morts ne parlent pas, dit un proverbe, mais le vérificateur se fait entendre en leur nom, et l'autorité examine, juge et agit. Vérification des décès signifie à la fois, impossibilité d'enterrer un vivant pour un mort, et certitude de la révélation des crimes et des délits au foyer domestique. L'espérance de l'impunité, les viles passions à satisfaire sont les mobiles secrets et violents qui stimulent les coupables, et trop souvent les encouragent à enfreindre les lois. Les simples délits dérivent d'une source moins impure; ils sont ordinairement le résultat d'une omission légère de la législation, ou le fait d'une grave imprudence.

Une vérification sévère et juste est la voie directe qui doit conduire sûrement à l'extinction du charlatanisme. Tant que la terre couvre les fautes sans bruit, sans éclat, les médicastres triomphent. Quoi de plus redoutable aux charlatans que de placer en face de leurs guérisons radicales, la mort ! Le monde pardonne à l'ignorance grossière, turbulente et menteuse, mais à une condition essentielle, qu'elle ne

---

(1) La fonction de vérificateur exige du tact médical ou de l'expérience, du savoir et des titres pour services antérieurs rendus aux pauvres et à l'État. Tout médecin, quoique diplômé, n'est pas apte à remplacer l'officier de l'état civil, sans avoir fait ses preuves. Il y aurait de graves inconvenients à charger chaque docteur de la vérification de la mort de ses malades. Il faut un contrôle : or, je ne connais rien de plus digne, de plus moral et de plus convenable que le jugement d'un confrère, alors qu'il arrive un malheur dans notre clientèle. Je ne puis donc partager l'opinion du docteur Bessière. (Voyez, *Journal des connaissances méd.-prat. et de pharm.*, par le docteur Caffe, 1862.)

tue pas ; et l'autorité laisse passer l'opinion générale, accordant la liberté à chacun de pourvoir à sa propre conservation. Cependant, dit le poëte : « les sots, depuis Adam, sont en majorité ; » et les médecins combattent la sottise humaine avec un insuccès remarquable ; c'est qu'ils n'ont pas touché juste. Malade, le public se soucie fort peu de blesser notre dignité morale et professionnelle ; il sourit avec malice à nos intérêts lésés dans la patente, dans le diplôme, dans l'exercice médical ; il ne comprend pas les médecins instruits qui hésitent, il faut arriver à lui avec le mot magique, guérison. Alors qu'une victime des panacées universelles succombe, le vendeur doit succomber avec elle ; car l'auteur d'un homicide involontaire et par imprudence tombe sous le coup de la justice. Ce n'est pas sans un motif puissant que l'Autorité nous ordonne : « d'inscrire le nom des personnes ayant *titre ou non*, qui ont donné des soins pendant la maladie, et de celles qui ont fourni des médicaments. » Telle est l'arme la plus forte, la mieux trempée contre la répression du charlatanisme ; il ne s'agit plus que de s'en servir.

Le magistrat redoute de frapper le *guérisseur certain* en présence de l'incertitude de la médecine dans plusieurs maladies incurables ; il craint d'enlever aux mourants une suprême consolation : c'est une erreur, il les précipite le plus souvent vers leur perte en fermant les yeux sur des actes contraires à la raison, à la science, à la probité la plus élémentaire.

Un naturaliste vient en aide au magistrat trop bienveillant par ces paroles célèbres : « Nous ne sommes sûrs de rien, pas même de la mort d'un homme. » Il est toujours beau et digne de dire la vérité ; ce qui est odieux, c'est le mensonge. Au temps de Pline, l'incertitude de la mort était, en effet, grande, considérable ; aujourd'hui, il n'en est plus de même. La constatation des décès, quoique fondée sur le système des probabilités, renferme un nombre de preuves indirectes, presque toujours suffisantes pour caractériser la fin de la vie ; on se contente de *bien*, faute de *mieux*. Le progrès consiste à parvenir à ce degré de perfection où le signe de la mort réelle soit infaillible ; on a fait cette découverte, de sorte qu'il reste à effacer la désolante pensée de Winslow : *mortis incertæ signa, non minus ab chirurgicis quam ab aliis experimentis.*

La vérification des décès comprend les *signes de la mort* et les *épreuves sur le cadavre.*

Parmi les signes de la mort des *organes de la vie de relation*, nous devons citer : 1º le facies hippocratique ou cadavéreux ; 2º l'extinction du sentiment et des facultés intellectuelles ; 3º l'abolition du mouvement ; 4º le froid glacial du corps ; 5º la raideur cadavérique ; 6º la mollesse et la flaccidité des yeux, qui sont voilés par une toile glaireuse ; 7º la coloration livide, terne et plombée de la peau ; 8º la décoloration des muqueuses aux orifices naturels ; 9º l'affaissement et le froncement des lèvres ; 10º le relâchement des sphincters et la sortie spontanée des matières d'excrétion ; 11º la coloration jaune de la plante des pieds et de la paume des mains ; 12º la pointe du pied tournée en dehors ; **13°** la flexion de la première phalange du pouce vers la paume de la main ; **14°** la perte de la transparence des mains et des doigts ; **15°** les pupilles dilatées, fixes, immobiles ; **16°** l'aplatissement des parties du corps sur lesquelles le cadavre repose ; **17°** les surfaces en suppuration devenues blanches, blafardes, desséchées ; **18°** la vacuité des artères carotides ; **19°** la sueur froide du corps ; **20°** la putréfaction et l'odeur cadavérique.

Les signes de la mort des *organes de la vie végétative* sont fondés sur l'arrêt définitif des battements du cœur, des pulsations artérielles et de la circulation veineuse.

L'arrêt définitif de la respiration caractérise la mort du *foyer vital*, ou des poumons.

Les *épreuves* sur le cadavre sont très nombreuses et fort variées : elles interrogent tour à tour les moindres traces de la vie dans les organes internes et externes. Pour avoir une idée générale des recherches médicales à ce sujet, on peut lire les VIIIe, IXe et Xe tableaux synoptiques de mon ouvrage intitulé : *Du signe certain de la mort*, Paris, 1851.

En hygiène publique, la loi procède de la science : or, le législateur, il faut bien l'avouer, n'a reçu des savants, pour marque précise de la mort réelle, absolue, que la putréfaction avancée, très dangereuse à employer au milieu des populations, spécialement impraticable lors des épidémies : c'est pourquoi tout paraît vague et arbitraire, à part ce signe positif, dans l'examen des cadavres : c'est là le motif qui a fait dire à un professeur célèbre : « Les dispositions législatives actuellement en vigueur, relatives aux inhumations, en supposant même qu'elles soient rigoureusement observées, peuvent ne pas empêcher, dans certains cas, que l'on n'enterre des individus vivants. » (Orfila, *Méd. lég.*, t. II, p. 2.)

Utiliser la putréfaction avancée, indice puissant de la mort, dans le but d'empêcher le malheur des enterrements prématurés, fut le plan conçu par Thiery, en France, et par l'Anglais Davis. Tous deux, pour éviter l'écueil du foyer de la famille, où la décomposition des cadavres peut devenir un centre pestilentiel, ont proposé la création de dépôts mortuaires, ou *nécrodoques* (de νεκρός, mort, et de δέχομαι, je reçois), destinés à recevoir les corps morts jusqu'au développement des phénomènes putrides. Une pensée aussi naturelle d'utilité pratique plut beaucoup à Hufeland's, célèbre médecin d'Allemagne, qui employa avec zèle tout son crédit dans l'État pour obtenir, à Weimar, la fondation d'une maison mortuaire parfaitement décrite par le docteur Weyland.

Il y a de graves objections contre ces établissements, déjà vantés par plusieurs auteurs, tout récemment proposés avec des moyens nouveaux, par le docteur Houssard. Ainsi : **1°** on perd un temps précieux à transporter un corps inanimé de son lit au dépôt mortuaire ; **2°** cette translation soumet l'individu à toutes les intempéries de l'atmosphère, et surtout lui imprime des secousses qui, dans certains cas, sont capables d'occasionner la mort ; **3°** aucun soin mercenaire ne peut se comparer aux secours affectueux de la famille, des amis et du médecin. A toutes ces raisons plausibles, Marc ajoute : « Ce moyen peut-il être propre à atteindre le but qu'on se propose? Nous ne le pensons pas.... En effet, outre les frais considérables exigés par l'érection de ces maisons mortuaires convenablement disposées, combien l'entretien du personnel nécessaire pour la surveillance ne serait-il pas dispendieux! — Où trouver des hommes qui voudraient se charger de la fonction de surveiller les cadavres, si ce n'est dans cette classe du peuple qui fournit les fossoyeurs, les garçons d'amphithéâtre d'anatomie? — Après avoir surveillé des milliers de cadavres, sans en avoir vu revivre un seul, l'attention se lasserait, le zèle s'éteindrait, la sensibilité morale s'émousserait, et les surveillants, habitués à un repos stérile, deviendraient des gardiens comme on en voit tant, qui s'occupent plutôt de satisfaire leurs goûts sensuels que de tout autre soin. »

Comment obtenir la certitude de la mort, puisque, d'une part, nous éloignons de nos demeures la putréfaction, comme funeste aux vivants, et d'autre part, alors que nous jugeons le cadavre d'après le système des probabilités? Tel est le cercle vicieux dans lequel tournent sans cesse et la science et les lois.

Deux difficultés sont à vaincre pour enlever toute incertitude dans la vérification des décès; la première nous oblige à trouver le signe de la mort réelle ailleurs que dans la putréfaction, afin qu'il soit constamment applicable, et sans danger pour les familles; la seconde consiste à mettre en harmonie la caractéristique du cadavre avec la législation.

Le 28 mars 1843, à la séance de l'Académie de médecine, j'ai lu un mémoire intitulé : *Du signe certain de la mort de l'homme et des vertébrés supérieurs*. Après une étude comparée des phénomènes cadavériques, je démontre dans cet ouvrage que *la coloration verte du ventre est le stigmate de la mort*.

C'est le vœu de la nature que le même point de l'organisation des vertébrés supérieurs donne passage aux premiers éléments de la vie, par les vaisseaux ombilicaux, et reçoive l'empreinte à l'abdomen des premiers vestiges de la mort. La couleur verdâtre des autres parties du corps n'a plus qu'une valeur secondaire, parce qu'elle n'indique pas l'extinction générale. Que les membres thoraciques et pelviens soient verdâtres, bleuâtres, ramollis, tombés en gangrène, en putréfaction, jamais ils ne deviendront le stigmate mortel. Les membres sont des appendices à l'organisation comme à la vie; on peut les retrancher sans détruire l'être animé : après l'amputation, ils repoussent chez un grand nombre de vertébrés inférieurs. Tant que les organes contenus dans les cavités splanchniques marquent de l'activité, le principe vital subsiste.

La mort offre donc spontanément à notre observation *le cachet* qui la caractérise. Tous les autres signes, toutes les épreuves sur le cadavre n'établissent que de fortes présomptions de la ruine des forces vitales : les uns et les autres se rapprochent à des degrés divers de la certitude; ils ne donnent pas la certitude elle-même.

La coloration verte abdominale, indice évident de la cessation de la vie, nous annonce le moment précis où la putréfaction va s'établir, mais ce n'est pas, comme on le dit généralement en médecine, la putréfaction commençante. Peau, tissu cellulaire sous-cutané, aponévroses, muscles, tout est coloré, rien n'est encore putréfié ; on distingue nettement chacun des plans constitutifs de la paroi antérieure du ventre : voici la teinture des tissus. Un degré cadavérique de plus, et l'odeur de relent devient piquante, et la trépidation moléculaire se manifeste : alors, l'épiderme se fronce sous la pression du doigt et se sépare du derme ; les autres organes ramollis, désagrégés, tombent en masse amorphe, brune ou verdâtre foncée : voilà les marques de putridité des tissus. Autant la trace colorante est sans danger, autant la paroi du ventre réduite en putrilage est dangereuse. On ne doit donc pas attendre la décomposition du cadavre ; dès qu'elle commence, il faut de suite éloigner le corps mort des habitations. Toutes les fois que les vérificateurs sont appelés au moment où la putréfaction se fait sentir, ils donnent une attestation du fait à l'autorité pour enterrer d'urgence les cadavres, avant l'expiration des vingt-quatre heures.

Mais continuons en anatomie le parallèle de la couleur verte, simple phénomène de teinture avec la putréfaction même à son début. Alors que j'étais aide-naturaliste au Muséum d'histoire naturelle, j'ai souvent remplacé la teinte verte cadavérique des muscles par une imbibition sanguine, à un tel degré de puissance que le tissu musculaire reprenait sa fraîcheur, son aspect rouge vif. Les élèves du cours de M. Flourens étaient loin de se douter de la métamorphose anatomique de toutes ces pièces de myologie imprégnées de sang : le vert de la mort se trouvait remplacé par le rouge de la vie. L'anatomiste a non seulement le pouvoir de revivifier, pour ainsi dire, les muscles verdis quand il les colore en rouge avec du sang, mais encore il peut détruire le vert et le rouge et rendre les muscles blancs ; c'est là, je crois, la preuve la plus directe pour convaincre les esprits prévenus, qu'il y a une différence sensible, très appréciable entre une simple teinture et la putréfaction ; une différence fondamentale enfin entre l'organisme encore modelé, seulement coloré au ventre, et les tissus ramollis ou décomposés.

La couleur abdominale entraîne forcément la conviction de la mort, parce que toujours elle se lie au froid glacial, à la rigidité cadavérique, à l'abolition du mouvement et du sentiment, enfin à l'arrêt définitif de la circulation et de la respiration, tous signes très importants pour caractériser l'extinction vitale. *Qui a vu un homme vivant avec le ventre vert du cadavre ?*

De tous temps on a confondu la couleur verdâtre avec la putréfaction commençante, le prélude de l'action avec l'action elle-même. Vigné dit : « C'est *dans les viscères du ventre* et dans les téguments abdominaux que, selon la plupart des auteurs, se fait, en général, la première manifestation de cette ruine entière des forces vitales, qu'aucune puissance humaine ne saurait plus ranimer. » Hâtons-nous d'ajouter que les viscères sont sains, un peu ternes seulement, lorsque les téguments du ventre se

colorent. L'erreur médicale tient ici à une vue incomplète, défectueuse de la putréfaction. D'après une loi que j'ai dû formuler ailleurs, dans les animaux vertébrés,
improprement appelés à sang froid, comme les reptiles et les poissons, la putréfaction
marche du centre vers la circonférence, tandis que, dans les vertébrés à sang chaud,
comme les mammifères et les oiseaux, elle va de la périphérie vers le centre. Cette loi
est fort importante à connaître et il est facile de la vérifier, parce qu'elle prouve
que, pour notre espèce, il n'y a pas d'inconvénient à conserver un cadavre sain à
l'intérieur, quand il est déjà coloré à l'extérieur.

La nature imprime donc le cachet de la mort au ventre du cadavre. Aveugle qui le
nie; cette vérité brille comme le soleil.

Un des membres de la Commission académique, Ollivier (d'Angers), convaincu de
la valeur réelle du nouveau signe de mort, mit une notice favorable à nos recherches
dans les *Annales d'hyg. et de méd. lég.*, t. XXX. Pourquoi une notice, au lieu d'un
rapport ? C'est là le secret de la tombe. Il est présumable que le docte académicien
a raisonné ainsi : le nouveau signe de la mort est certain, mais, arrivant trop tard,
il dépasse les limites de l'heure fixée par la loi des inhumations : ce qui paraissait
juste alors, est faux aujourd'hui, en raison de mes études pratiques complémen-
taires. Au surplus, selon **M.** Balard, une question absurde dans les découvertes, c'est
le *à quoi bon* (1) ? Que de faits, en apparence très légers, n'ont reçu leur utilité d'application aux arts, aux sciences, à l'industrie, que dans la succession des âges ! Du
morceau d'ambre qui soulève des petits papiers après le frottement, à la télégraphie
électrique qui fait circuler la pensée avec la rapidité de l'éclair autour du globe, il y
a loin : pourtant c'est le même fluide électrique; c'est le même rapport de cause
à effet, du principe à l'application. L'esprit humain, dans ses recherches, a toujours
une marche lente, progressive, vacillante : Dieu seul fit la lumière du premier jet.

Le fait ancien de nos études anatomiques, c'est la teinture abdominale distincte
de la putréfaction qu'elle précède toujours : pour utiliser le stigmate cadavérique
nous devons l'appliquer à la vérification des décès, conformément aux lois. Une pa-
reille transition ne se fait pas d'elle-même, elle ne s'invente pas davantage, de sorte
que la vérité eût été longtemps celée si je n'eusse rencontré pour le remplacer
dans la vérification, un administrateur honnête, juge équitable des droits et du travail. Grâces soient rendues à **M.** de Bonnemains, maire du XVIe arrondissement !
C'est à lui et à ses adjoints, **MM.** Klein et Polak, que doit revenir en partie, eu égard
à leur bienveillance pour nos expertises, le résultat heureux qui met en harmonie
la science et les lois touchant les inhumations.

Chacun sait actuellement le danger des déclarations précipitées, toujours suivies
d'une vérification incomplète, et quelquefois conduisant l'esprit à la funeste pensée
que l'on enterre des vivants pour des morts. Chacun sait encore l'avantage des décla-

---

(1) *Discours sur l'influence que l'étude des sciences spéculatives a exercée sur le progrès récent de
l'industrie.* (Voyez *Abeille médicale*, n°s 43 et 45, novembre 1862.)

rations tardives qui, très souvent, permettent de vérifier le décès avec le stigmate mortel. Le signe certain de la mort ne s'observe pas constamment dans l'état actuel de la pratique ordinaire ; de sorte que notre tâche reste inachevée si nous ne donnons pas les moyens de hâter le développement de la couleur verte abdominale. Pour obtenir une coloration rapide, dès *que le corps s'est naturellement refroidi,* on combine les agents physiques de manière à triompher des causes naturelles et accidentelles qui s'opposent à la manifestation du phénomène cadavérique.

La *température* de la chambre mortuaire sera de 20º à 25º + 0. En hiver, il faut allumer du feu pour obtenir le degré de chaleur que l'on rencontre naturellement en été.

L'*humidité,* une des causes principales de la coloration verdâtre, s'obtient en répandant des vapeurs d'eau dans l'atmosphère.

La peau desséchée des vieillards nous oblige à recourir à ce moyen, qui n'est plus aussi indispensable pour les adultes et chez les enfants, dont les tissus sont gorgés des fluides nécessaires à la coloration. L'humidité en trop grande abondance retarde au lieu de hâter le phénomène cadavérique. On juge aisément la saturation extrême de l'air par les gouttelettes de rosée qui se déposent sur les corps froids.

L'air étant ainsi chaud et humide, compose une atmosphère favorable au développement rapide, accéléré, de la coloration verdâtre. La chambre mortuaire se trouve ainsi changée dans l'air ambiant en une véritable étuve, à température calculée, à humidité graduée.

Tels sont les moyens simples à mettre en usage pour activer le développement de la coloration verdâtre de l'abdomen.

L'hygiène publique n'a rien à redouter du cadavre jusqu'à l'apparition de la couleur verte du ventre : l'odeur de relent toujours faible est alors sans danger. Nous recherchons avec soin cette marque sur le gibier : c'est la *viande faisandée.* Il serait absurde et puéril de craindre la teinture verdâtre, alors que, sur nos tables, nous usons de viandes ainsi colorées ; si des gaz fétides venaient offenser la membrane olfactive, on pourrait les neutraliser comme on le fait tous les jours, au moyen des désinfectants. Et pourtant, l'odeur de relent est moins désagréable que la plupart des parfums qui souvent infectent la chambre mortuaire.

Arrivé près du corps exposé, qu'il soit odorant ou sans odeur, le vérificateur le trouve chaud ou froid : de là, deux modes d'examen très différents qui, de nos jours, sont mis en usage, comme je me propose de le prouver dans les chapitres IIIe et IVe.

Paris. — Typographie FÉLIX MALTESTE et Ce, rue des Deux-Portes-Saint-Sauveur, 22.

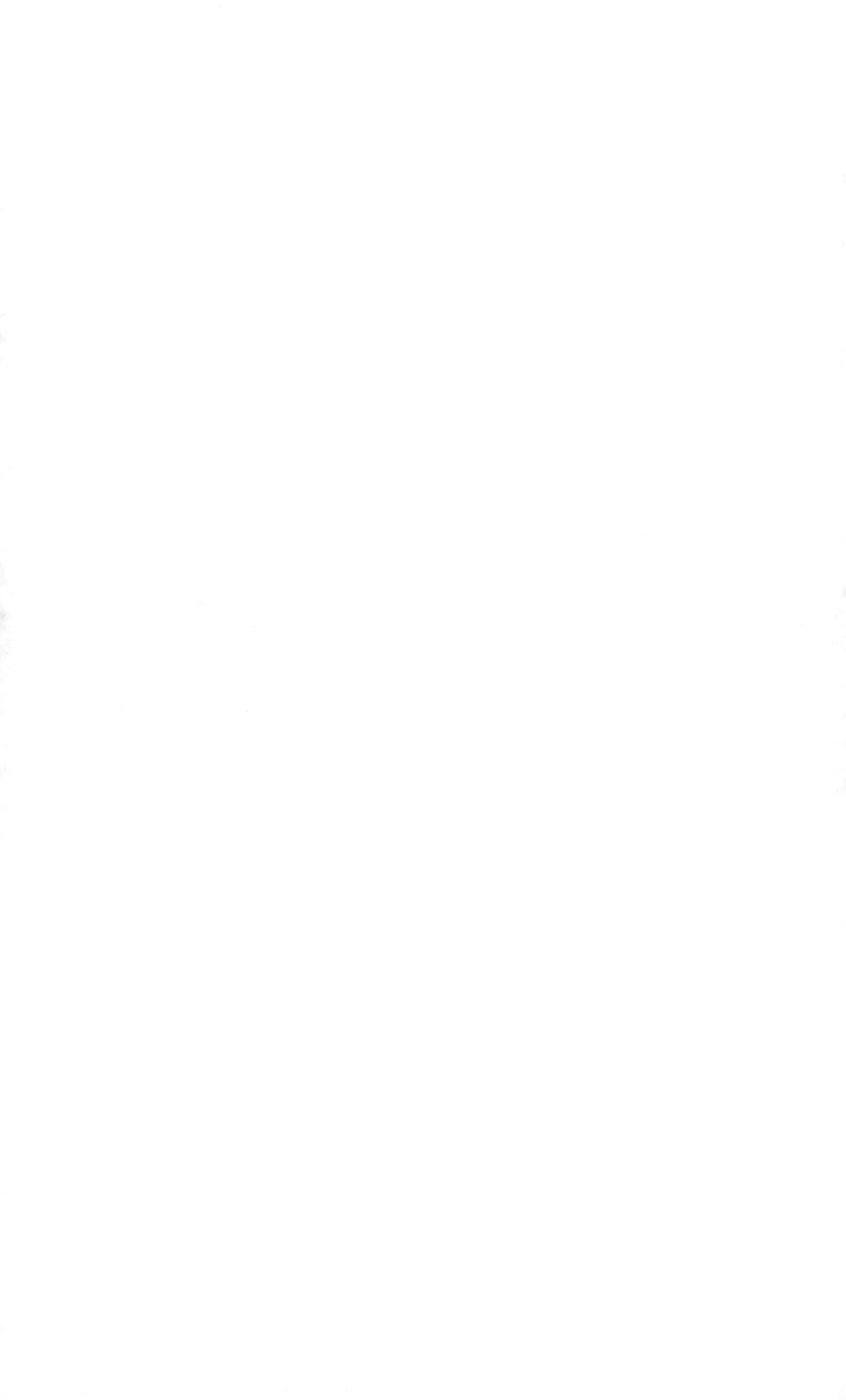

9 782329 575629